AF312220

TABLEAUX SYNOPTIQUES

POUR LA

PRATIQUE DES AUTOPSIES.

VALERY

LIBRAIRIE J.-B. BAILLIÈRE ET FILS

COLLECTION GOUPIL

Tableaux synoptiques pour l'Analyse de l'eau, par M. P.
Goupil. 1900, 1 vol. in-16 de 75 p., avec fig. cart . .   1 fr. 50

Tableaux synoptiques pour l'Analyse des engrais, par M. P.
Goupil. 1900, 1 vol. in-16 de 75 p., cart. . . . . .   1 fr. 50

Tableaux synoptiques pour l'Analyse des farines, par M. F.
Marion, ingénieur des Arts et manufactures, et M. le Dʳ Manget.
1901, 1 vol. in-16 de 80 p. avec fig. cart. . . . .   1 fr. 50

Tableaux synoptiques pour l'Analyse du lait, du beurre et des
fromages, par M. P. Goupil. 1900, 1 vol. in-16, de 75 p.,
avec fig., cart. . . . .   1 fr. 50

Tableaux synoptiques pour l'Analyse des urines, par G. Drevet.
2ᵉ édition, 1901, 1 vol. in-16, avec fig. cart. . . .   1 fr. 50

Tableaux synoptiques pour l'Analyse des vins, vinaigres, bières
et cidres, par M. P. Goupil. 1900, 1 vol. in-16 de 75 p., avec
fig. cart. . . . .   1 fr. 50

Tableaux synoptiques de Bactériologie médicale, par M. Dupont.
1901, 1 vol. in-16 de 80 p., cart. . . . . . .   1 fr. 50

Tableaux synoptiques pour la Pratique des Autopsies, par Ch.
Valery. 1901. 1 vol. in-16, de 75 p. avec 13 fig. cart. 1 fr. 50

BROUARDEL. — **La Mort et la Mort subite.** 1895, 1 vol. in-8
de 500 pages . . . .   9 fr.

COYNE. — **Traité élémentaire d'Anatomie pathologique,** par
Coyne, professeur à la Faculté de médecine de Bordeaux. 1893,
1 vol. in-8, de 1040 pages, avec 223 figures noires et coloriées. . . . .   14 fr.

CRUVEILHIER (J.). — **Anatomie pathologique du corps humain.** Description avec figures lithographiées et coloriées, des
diverses altérations morbides dont le corps humain est suscep-
tible. 2 vol. in-folio, avec 230 planches coloriées . .   500 fr.
— **Traité d'Anatomie pathologique générale.** 5 vol. in-8.   35 fr.

HASSAN. — **L'Examen du Cadavre** en médecine légale. 1 vol.
gr. in-8, 360 pages. . . . .   5 fr.

LABOULBÈNE. — **Nouveaux éléments d'Anatomie pathologique,**
par A. Laboulbène, professeur à la Faculté de médecine de Paris,
1879, 1 vol. in-8 de 1080 pages, 298 figures. . . .   20 fr.

LEBERT (H.). — **Traité d'Anatomie pathologique,** Générale et
Spéciale, 2 vol. in-fol. de texte et 2 atlas in-fol. comprenant
200 pl. coloriées. . . . .   615 fr.

LEFERT. — **Aide-mémoire d'Anatomie pathologique.** 3ᵉ *édition.* 1898, 1 volume in-18 cartonné . . . . . .   3 fr.

RINDFLEISCH, GROSS et SCHMITT. — **Traité d'Histologie pathologique,** 2ᵉ *édition,* par Fr. Gross et Schmitt, professeurs à
la Faculté de médecine de Nancy. 1 vol. gr. in-8 de 680 p. avec
354 figures. . . . .   15 fr.

DIJON. — IMPRIMERIE DARANTIERE.

TABLEAUX SYNOPTIQUES

POUR

LA PRATIQUE DES AUTOPSIES

PAR

Ch. VALERY

Avec 13 Figures

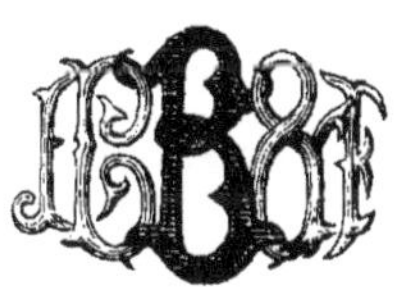

PARIS

LIBRAIRIE J.-B. BAILLIÈRE ET FILS

Rue Hautefeuille, 19, près le Boulevard Saint-Germain.

1902

INTRODUCTION

Les auteurs qui jusqu'à ce jour ont traité des autopsies se sont presque exclusivement bornés à un simple exposé, toujours excellent du reste, de la technique opératoire.

Il nous a paru que, pour être vraiment utile à l'étudiant et au praticien, il fallait joindre à l'exposé du manuel opératoire, et dans une certaine mesure, l'interprétation des données de l'anatomie pathologique.

Le fait d'ouvrir un cœur ou un poumon, par exemple, ne présente aucune difficulté sérieuse; mais la tâche est autrement délicate quand il s'agit de donner un sens aux lésions macroscopiques constatées à l'amphithéâtre.

En détaillant l'acte opératoire, en le faisant suivre le plus souvent possible des éléments schématiques nécessaires pour fixer le diagnostic rétrospectif, nous avons essayé de combler une lacune et de faciliter à des collègues plus jeunes la « *Pratique des autopsies* ».

L'accueil favorable que le public médical pourrait réserver à ce modeste manuel viendra donc, espérons-le, en légitimer l'idée directrice et en récompenser le but, sinon la valeur intrinsèque.

Сн. Valery.

Août 1901.

TABLEAUX SYNOPTIQUES

POUR

LA PRATIQUE DES AUTOPSIES

I. — INDICATIONS GÉNÉRALES

I. BUT
1. Rechercher les lésions *post mortem* et les rattacher aux symptômes observés pendant la vie.
2. Recueillir tous les documents intéressant l'anatomie pathologique.

II. RÈGLES GÉNÉRALES
1. Une autopsie doit être
   1. Complète
   2. Méthodique.
2. Répudier, sauf de rares exceptions, toute habitude de dissection (lenteur, minutie).
3. Aller à grands traits, le bras entier manœuvrant les instruments. Les sections obtenues seront franches et nettes.
4. Pour le détachement des parties molles et des organes, s'aider de tractions répétées.
5. Autant que possible, peser et mesurer le cadavre avant l'ouverture des grandes cavités, car le poids relatif des organes est souvent plus significatif que le poids absolu.

III. CONDUITE DE L'AUTOPSIE

1. La méthode d'ouverture du cadavre et d'examen des organes variera avec l'organe qui sera le but véritable de l'intervention nécropsique.
2. L'ablation des autres organes devra être subordonnée à l'examen de l'organe choisi comme centre de toute investigation.

IV. INSTRUMENTS

Quelques scalpels ordinaires.
Un scalpel long, à lame étroite (*Section de la moelle dans le canal rachidien*).
Un scalpel court, à lame étroite (*Articulation sterno-claviculaire*).
Quatre ou cinq couteaux à autopsie.
Un couteau à cerveau.
Un sécateur de jardinier.
Sondes, stylets, pinces, ciseaux et gouges.
Rugines.
Deux entérotomes. Un rachitome d'Amussat.
Une scie plane, à manche queue de renard.
Des ciseaux ordinaires droits et courbes.
Des ciseaux très longs (*pour l'ouverture des bronches sur toute leur longueur*).
Un tube à insufflation.
Des verres gradués.
Les réactifs courants (*urine, coupes*).
Un mètre et une balance.

V. PRÉCAUTIONS

1° Individuelles

1. Les chances d'infection, généralement peu à craindre, varient avec les individus.
2. Si l'on a des plaies, même insignifiantes, aux mains, il est bon de les couvrir de collodion avant l'autopsie.

**V.
PRÉCAUTIONS
(*Suite*)**

**2°
Sociales**

1. Les chirurgiens et les accoucheurs ne doivent pas faire d'autopsies.
2. « L'anatomo-pathologiste, s'il n'est pas d'une propreté minutieuse, est un danger pour les malades et même pour son entourage. » (BOURNEVILLE et BRICON).

**VI·
AUTOPSIES
MÉDICO-
LÉGALES**

Les autopsies médico-légales sont rares à l'hôpital.

Nous les laisserons systématiquement de côté, pour ne nous occuper que des autopsies anatomo-pathologiques.

II. — EXAMEN EXTERNE

**I.
COUP D'ŒIL
GÉNÉRAL**

1. Architecture générale du corps (rachitisme, etc.)
2. Etat de la nutrition { 1. Graisse, muscles. 2. Altérations cutanées.
3. Dissymétries générales (apoplexie).

**II·
EXAMEN
MÉTHODIQUE
DE CHAQUE
RÉGION**

1. Altérations de la charpente osseuse.
2. Coloration des muqueuses, liquides qui s'écoulent.
3. Altérations détaillées de la peau.
4. Etat des ganglions.

III. — PREMIÈRES INCISIONS

MANUEL OPÉRATOIRE

1. L'opérateur se tient à droite du cadavre.
2. Le couteau à autopsie, tenu à pleine main et manœuvré avec toute la longueur du bras, trace une ligne d'incision mento-pubienne qui évite l'ombilic par une encoche. L'encoche ombilicale sera de préférence à convexité gauche, pour éviter de léser le ligament suspenseur du foie.

3. *L'incision doit être :*

   1. *Au cou :* prudente et superficielle (s'aider d'une sonde cannelée).

   2. *Au thorax :* parfaitement médiane et profonde jusqu'à l'os.

   3. *A l'abdomen :* prudente, s'arrêtant dans l'épaisseur des muscles.

IV. — OUVERTURE DE LA CAVITÉ ABDOMINALE ET EXAMEN DES ORGANES EN PLACE

I. INCISION MÉDIANE

1. Avant d'ouvrir le péritoine, circonscrire au fond de la plaie un godet, le remplir d'eau et ponctionner la paroi à travers le liquide :
   Le dégagement de gaz doit faire rechercher ultérieurement la *péritonite par perforation*.
2. Pratiquer avec la pointe du couteau une boutonnière péritonéale.
   S'il y a du liquide (ascite ou pus), le recueillir dans des verres gradués ou le laisser s'écouler dans le réservoir.
3. Introduire dans la boutonnière l'index et le médius gauches, écartés en V. La paroi chargée sur ces doigts sera ainsi sectionnée sans danger pour les organes sous-jacents.

II. INCISIONS TRANSVERSALES

Partant de dessous l'ombilic, de chaque côté, pour gagner l'épine iliaque antéro-supérieure.

III. DÉTACHEMENT DES FAUSSES COTES DE LA PAROI ABDOMINALE

1. Tirer sur les téguments tenus à pleines mains.
2. Sectionner les insertions musculaires avec le couteau rasant l'os.

IV. PREMIER EXAMEN

1. État
   1. Des canaux inguinaux ou de Nück (hernies).
   2. Des vaisseaux ombilicaux (fistules, etc.)
2. Position du foie et, s'il y a lieu, ses adhérences, ses plis (corset).
3. Position du diaphragme, sa hauteur surtout (collections pleurales).

V. INSPECTION DE LA MASSE INTESTINALE

1º Sans rien déranger
1. Péritoine pariétal.
2. Position et coloration des organes.

2º Relever le grand épiploon
Noter son état, ses adhérences.

3º Dérouler les anses intestinales pour examiner l'intestin et noter :

1. Les hernies : 1. Inguinales. 2. Crurales.
2. L'état du péritoine viscéral.
3. L'état du cæcum, de l'appendice, de l'intestin grêle (portion terminale), au point de vue des inflammations, collections, adhérences, perforations.
4. Les volvulus.
5. Les invaginations pouvant se présenter :
   1. Avec hypérémie et adhérences : Invaginations *pathologiques*
   2. Sans hypérémie, ni adhérences : Invaginations *agoniques*

4º Examiner le mésentère.

1. Le saisir par son insertion postéro-inférieure.
2. Etaler successivement les diverses parties de l'éventail mésentérique.
3. Noter :
   1. Sa coloration.
   2. Ses épaississements, s'il y en a.
   3. Et surtout *l'état de ses ganglions.*

VI. EXAMEN DE L'ESTOMAC IN SITU

1° Noter s'il y a lieu
1. Les hernies de la ligne blanche.
2. Les adhérences au péritoine pariétal.
3. Les fistules gastro-ombilicales (cancer).

2° Situation

Normalement situé au fond de l'hypocondre gauche, l'estomac peut
1. Etre ectopié (rare).
2. Faire hernie
  1. Dans l'ombilic.
  2. Dans le canal inguinal.

3° Forme
1. Noter les déformations générales.
2. Examiner la face antérieure; il peut y avoir :
  1. Des adhérences
    1. Gastro-hépatiques,
    2. Gastro-coliques
    Périgastrite chroniq.
  2. Une perforation arrondie, généralement au voisinage du pylore — *ulcère perforant.*
  3. Des nodules indurés, d'un blanc laiteux, faisant des saillies planes sur la séreuse — *cancer.*

4° Mobilité
1. La grande courbure, avec son manteau épiploïque, ne doit pas être retenue par des adhérences.
2. L'index gauche, glissé dans l'hiatus de Winslow, doit sentir l'épiploon gastro-hépatique et la petite courbure très souples. Noter les adhérences.

VI. EXAMEN DE L'ESTOMAC IN SITU *(Suite)*

4° Mobilité *(Suite)*

3. La rate, que la main droite amène au jour, doit glisser sur l'estomac.

4. Libérer à coups de ciseaux la grande courbure de l'épiploon gastro-colique, en ayant soin de sectionner la séreuse, aussi près que possible de sa ligne d'insertion.

5. Soulever l'estomac et inspecter rapidement la face postérieure.

5° Consistance

1. Palper des deux mains.

2. Le pylore est normalement plus ferme.

6° Volume

1. *Estomac moyennement dilaté* — Ne pas conclure à l'*atonie*, la fermentation cadavérique pouvant rapidement produire un météorisme notable.

2. *Estomac rétracté* — Ayant l'apparence d'un long cylindre souple, à peu près régulier. Coexistence de tuberculose pulmonaire ou de cancers viscéraux. — *État d'inanition.*

3. *Estomac très distendu*

1. Causes pyloriques. — (Rétrécissement, inflammation, infiltration cancéreuse).

2. Causes péripyloriques (Lésions du péritoine).

3. Autres causes

1. Adhérences anciennes.

2. Dilatation chronique du duodénum.

VII. EXAMEN DE LA RATE DES REINS, DU PANCRÉAS ET DES ORGANES DU PETIT BASSIN

Noter rapide-ment
1. La position des organes.
2. Leurs rapports généraux.
(*V. plus loin, p.* 33, 45 *et* 47.)

V. — OUVERTURE DE LA CAVITÉ THORACIQUE ET EXAMEN DES ORGANES EN PLACE

I. MANUEL OPÉRATOIRE

1. Le décollement des parties molles est poursuivi en dehors, de chaque côté, jusqu'à la ligne axillaire.
2. Si l'on soupçonne un pneumothorax, limiter au fond d'un espace intercostal un godet, que l'on remplit d'eau, et ponctionner la paroi en ce point.
3. Couper au sécateur les côtes et désarticuler les clavicules, dans le sens et suivant les lignes indiquées sur la figure 1.
4. Sectionner les insertions inférieures du diaphragme.
5. Faire basculer le plastron sterno-costal de bas en haut.
6. Libérer sa surface interne, en rasant l'os avec le couteau.
7. L'enlever.

**II.
EXAMEN DES PLÈVRES**

1. Adhérences avec les poumons : *Pleurésies chroniques consécutives aux inflammations pulmonaires.*

2. Ecchymoses, fausses membranes.

3. Épanchements anormaux
- 1. Séro-fibrineux : *Pleurésie séro-fibrineuse*
- 2. Sang : *Pleurésie hémorragique*
- 3. Pus : *Pleurésie purulente*

Recueillir les épanchements pour un examen ultérieur.

4. Granulations tuberculeuses (*granulie*) et tumeurs diverses (*carcinome* surtout).

**III.
EXAMEN DU PÉRICARDE**

1. Constater sa position, ses anomalies.

2. Pincer le feuillet fibreux, vers le milieu de la face antérieure.

3. Mettre à nu, par quatre coups de ciseaux en croix, la cavité péricardique.

4. La présence des gaz aura été notée et les liquides recueillis. (Voir plus loin).

5. Examiner la séreuse. — On peut rencontrer :

a) Un enduit
- 1. *Blanc jaunâtre* : Donnant aux faces des deux séreuses, en contact, l'aspect de deux tartines de beurre frottées l'une contre l'autre : *Péricardite fibrineuse.*
- 2. *Blanc nacré* : Lisse avec placards laiteux circonscrits : *plaques laiteuses du péricarde.*

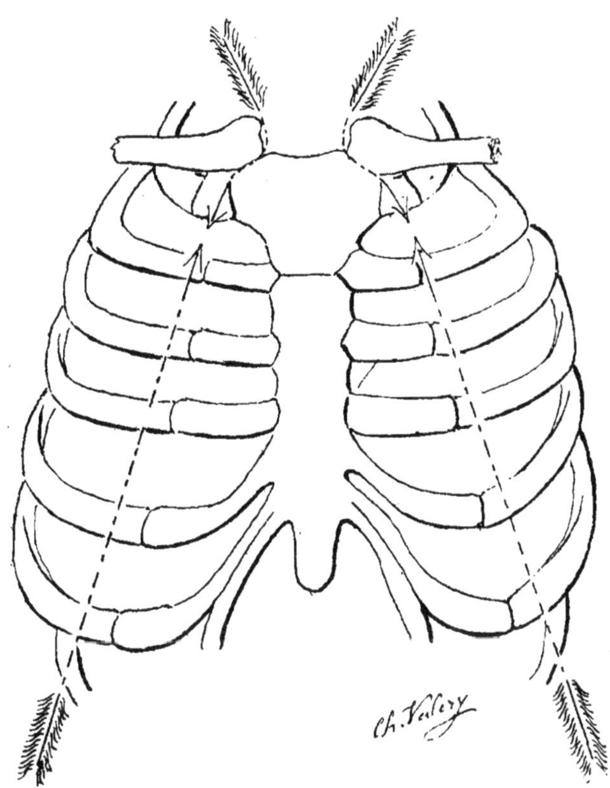

Fig. 1. — Lignes de désarticulation sterno-claviculaire et de section
des côtes (Fig. schématique)

III.
EXAMEN DU PÉRICARDE
(*Suite*)

b) Des adhérences

1. Limitées : Siège de prédilection : portion de la face antérieure du cœur, située un peu au-dessus de la pointe.

2. Totales : Survenant au cours des affections rhumatismales ou infectieuses simples : *Symphyse cardiaque.*

c) Un épanchement (dépassant de 10 à 30 gr.) se collectant de préférence sous la pointe ; on le rencontre :

1. Pur, d'autant plus considérable que l'agonie aura été plus longue, sans lésions inflammatoires, sans fausses membranes : *Epanchement agonique.*

2. Tenant en suspension quelques fausses membranes, fibrineuses, molles, flottantes, sans inflammation . . . . *Hydropéricarde.*

3. Avec dépôts fibrineux inflammatoires sur le péricarde . . . . *Péricardite séreuse.*

4. Hémorragique . . . . . *Péricardite hémorragique.*

5. Purulent . . . . *Péricardite purulente (bacillose).*

d) Tubercules, noyaux carcinomateux secondaires, parasites, etc.

e) Rechercher, au voisinage des gros vaisseaux, les communications broncho-œsophago-péricardiques, ce sont les causes du

Pneumo-péricarde.

IV. DIMENSIONS DU CŒUR

1. Mesurer sa circonférence à la base (passer un fil au-dessous des auricules) = 26^{cm}.

2. Noter sa longueur :
- 1. Sur la face antérieure : hauteur du sillon interventriculaire.
- 2. Sur la face postérieure : de l'insertion de la Veine cave supérieure à la pointe.

} 10^{cm}

V. MOBILITÉ DES POUMONS

1. Normalement, les poumons ne doivent adhérer aux parois que par le hile.

2. Adhérences :
- 1. Peu abondantes, molles : les détruire par tractions.
- 2. Résistantes : les conserver avec le poumon :
  - 1. Soit en décollant le feuillet pariétal de la plèvre et en désinsérant le diaphragme.
  - 2. Soit en excisant plèvres ou diaphragme aux points symphysés.

VI. REMARQUES

Dans tous les cas où on aura besoin de mobiliser en largeur, par traction, la cage thoracique, il faudra, pour éviter de se blesser, garnir les surfaces de section des côtes, en les recouvrant par un repli du bord libre des téguments incisés.

VI. — EXAMEN DES ORGANES THORACIQUES HORS DU CADAVRE

I. — CŒUR

I COUPES DU CŒUR IN SITU

1. Elles sont au nombre de 4, deux pour chaque moitié du cœur et elles sont les mêmes que les coupes faites hors du cadavre et mentionnées plus bas.

2. L'opération est un peu plus difficile.

3. Les renseignements fournis par cette méthode sont toujours plus incomplets qu'après l'extraction.

4. On n'est autorisé, en aucun cas, à faire une coupe transversale de la pointe du cœur.

II EXTRACTION

1. Prendre la masse du cœur dans la main gauche et tirer sur le pédicule.

2. Couper aux ciseaux
- 1. Loin des parois des oreillettes : les veines caves et pulmonaires.
- 2. A 2 centimètres environ du cœur : les deux troncs artériels.

III POIDS

1. Le cœur doit être aussi bien vidé que possible.

2. Poids normal
- 1. Chez l'homme, 250 à 280 gr.
- 2. Chez la femme, 220 à 230 gr.

IV VUE ET PALPER

1. Regarder les orifices par la base du cœur. Pour cela, il faut fendre chaque oreillette, en réunissant à coups de ciseaux les orifices des veines.

2. Déterger les cavités cardiaques ; regarder les caillots avant de les jeter.

3. L'index, introduit dans les orifices valvulaires, sentira leur intégrité ou leur état pathologique, en particulier leur rétrécissement (Voir plus loin).

V
EPREUVE
DU JEU DES
VALVULES

1. Faire les deux lignes d'incision principales de Cornil DD' et GG' (V. fig. 2 et 4), sectionnant l'une le bord droit, l'autre le bord gauche.

2. La main droite tenant le cœur suspendu par le pédicule artériel, l'index gauche accole les valves de la valvule à examiner et renseigne sur leur état. Cet examen, suffisant pour les valvules auriculo-ventriculaires, doit être complété pour les valvules artérielles par l'épreuve de l'eau.

3. L'eau introduite dans l'artère, en sens inverse de l'ondée sanguine, doit déployer les sigmoïdes et rester au-dessus d'elles dans le vaisseau.

VI
OUVERTURE
DU CŒUR
(PROCÉDÉ
DE CORNIL)

1. Cœur droit

1. Incision DD' du bord droit (l'index introduit dans le ventricule sert de conducteur aux ciseaux). (Fig. 2-3-4-5).

2. Ouverture PP' de l'artère pulmonaire, respectant piliers et valves.

2. Cœur gauche

1. Incision GG', parallèle au bord gauche, passant entre les valves de la mitrale, et laissant le pilier postérieur en arrière, le pilier antérieur en avant.

2. Section AA', passant entre le pilier antérieur et la paroi antérieure du ventricule. Pour passer entre les sigmoïdes aortiques sans les léser, isoler l'artère pulmonaire de la face antérieure de l'aorte, la récliner à main gauche et incliner les lames des ciseaux un peu obliquement à gauche.

VII. EXAMEN DE LA PAROI

1° Epaisseur

1. Il faut mesurer l'épaisseur de la masse du myocarde, en des points *moyens*, sectionnés bien *perpendiculairement* à la surface cardiaque. Epaisseur du point le plus épais : 68mm.

2. Pour le ventricule droit, mesurer comparativement l'épaisseur du bord droit et celle de l'infundibulum.

3. Mesurer par des incisions transversales l'épaisseur de la cloison interventriculaire.

4.
1. Augmentation de l'épaisseur (donc du poids) . . . . . *Hypertrophie.*
2. Diminution . . . . *Atrophie.*

2° Structure

1. Consistance molle
1. Couleur de la coupe : feuille morte. *Myocardite aiguë.*
2. Couleur de la coupe : blanc jaunâtre. . . . . *Dégénérescence graisseuse.*

2. Consistance ferme — Couleur rouge, coupe d'aspect luisant . . . . *Dégénérescence amyloïde.*

3. Plaques fibreuses — Calcaires. . . . . *Athérome*

4. Ectasies localisées des parois, surtout ventriculaires . . . . *Anévrysmes du cœur.*

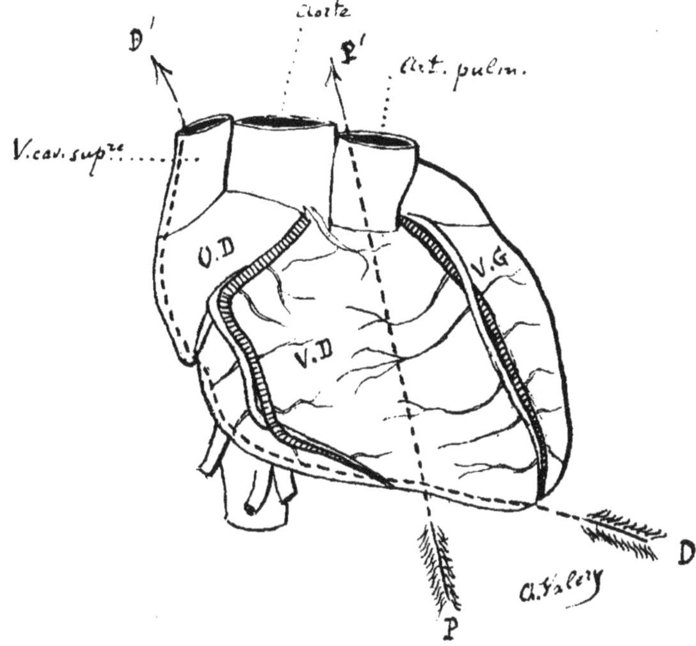

Fig. 2. — Face antérieure du cœur droit (schéma).
Lignes d'incision de Cornil.

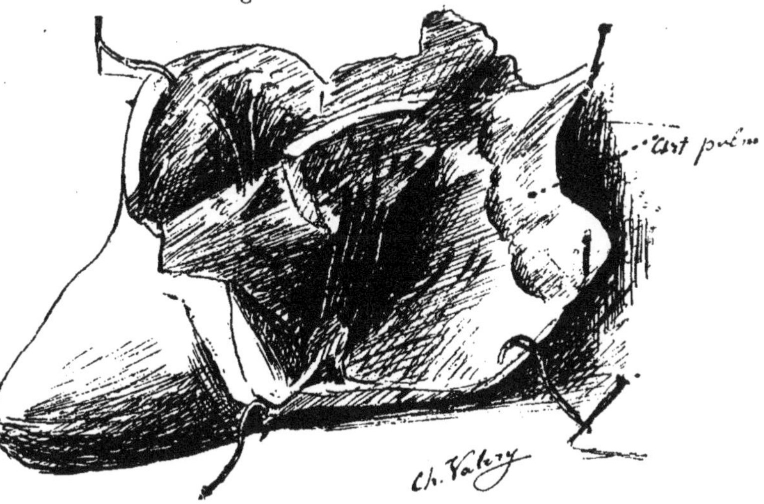

Fig. 3. — Cœur droit ouvert (d'après nature).

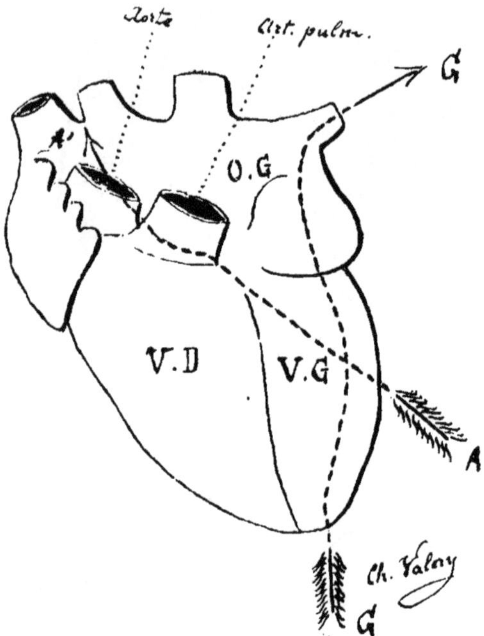

Fig. 4. — Ouverture du cœur gauche (Schéma). Lignes d'incision de Cornil.

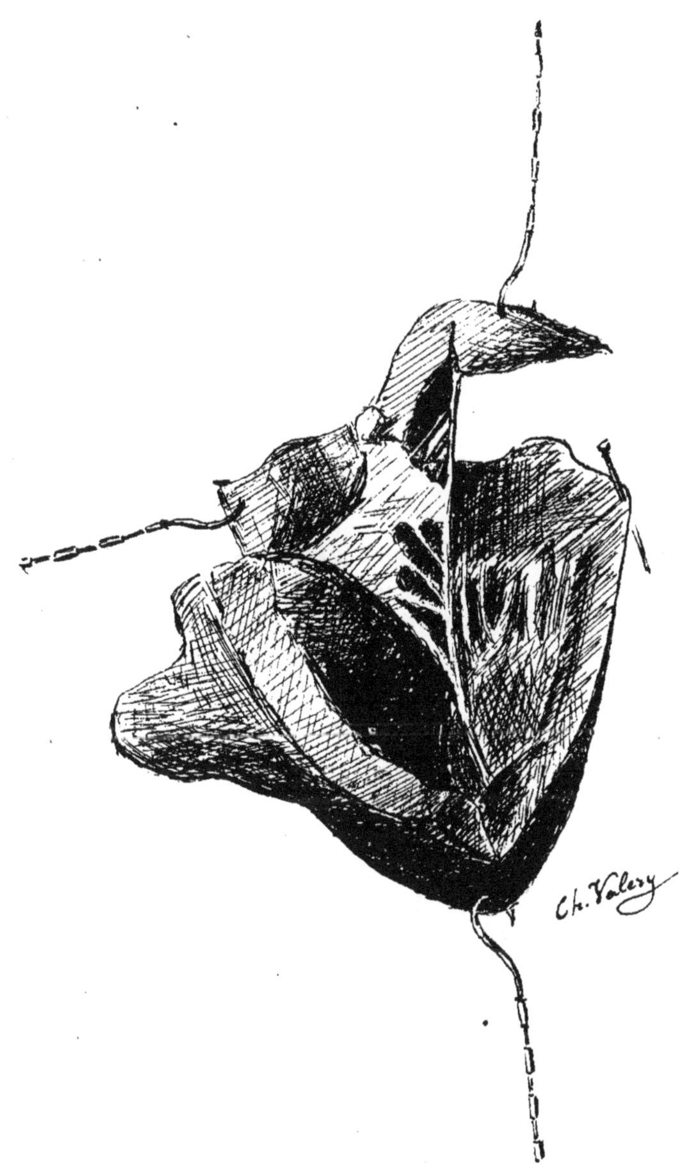

Fig. 5. — Cœur gauche ouvert (d'après nature).

VIII. EXAMEN DE L'ENDOCARDE	1. Végétations molles et rougeâtres, développées dans les valves des valvules.	1. Sans ulcérations.	*Endocardite fibrineuse.*
		2. Avec ulcérations.	*Endocardite ulcéreuse.*
	2. Végétations dures et transformation fibroïde des valvules. — (produisant insuffisances ou rétrécissements).		*Lésions valvulaires chroniques.*

II. — POUMONS

I EXTRACTION — Les poumons restant intacts, les adhérences ayant été excisées et restant unies au parenchyme, attirer chacun d'eux en dehors de la cage thoracique, prendre le pédicule entre l'index et le médius gauches et le sectionner en travers.

II. POIDS
1. Peser séparément les poumons.
2. Poids normal (P. D. — 600 gr. / P. G. — 500 gr.

III. ASPECT EXTÉRIEUR

1. Se rappeler
1. La forme des poumons.
2. Les anomalies des scissures interlobulaires.
3. La couleur du parenchyme, variant avec
  1. L'âge.
  2. L'habitat.
  3. La profession
4. La consistance normale (crépitation neigeuse fine).

2. Palper méthodiquement du sommet à la base, avec les 3 premiers doigts pinçant le parenchyme.

3. Noter les anomalies.

IV. COUPES

1. Incision des grosses bronches et de la trachée sur leur face postérieure

1. La muqueuse normale est, en tous ses points, d'un jaune brun caractéristique.
2. Amputer les poumons au hile.
3. Inspecter les ganglions péribronchiques et péritrachéaux.
4. Noter la présence de caillots dans l'artère ou les veines pulmonaires (Thrombose).

2. Incisions du parenchyme

1. Incision du bord postérieur, dans toute sa longueur, incomplète en profondeur, de manière à avoir 2 surfaces de section rabattues en volets (V. fig. 6).
2. Incision du volet externe, verticale et perpendiculaire à la surface du parenchyme.
3. Ouvrir aux ciseaux les bronches du volet interne.
4. Incision verticale du volet interne.
5. Large incision transversale du sommet pulmonaire.
6. Pratiquer plusieurs coupes verticales dans les ganglions du hile, « sur lesquels le passé pathologique du poumon s'est imprimé d'une manière à peu près ineffaçable. » (Letulle).

V
INTERPRÉTATION

1° Tumeurs

1. Granulations de la grosseur d'une tête d'épingle — Râcler la coupe
   1. Liquide laiteux. *Carcinose miliaire.*
   2. Pas de suc laiteux, tuberculose quelque part. . . . . *Tuberculose miliaire.*

2. Granulations plus volumineuses (petit pois), siégeant au sommet . . . . *Tuberculose vulgaire.*

3. Tumeurs diverses
   1. Masse unique, très volumineuse, couleur de cerveau durci
      1. Couleur uniforme . . . *Epithélioma primitif.*
      2. avec poches sanguines . . . *Sarcome.*
   2. Noyaux multiples disséminés
      1. Suc cancéreux au râclage
         1. Tissu lardacé . . *Squirrhe.*
         2. Blocs mous gélatiniformes . . *Cancer colloïde.*
         3. Blocs noirs. *Cancer mélanique.*
         4. Blocs rouge sang . . *Cancer hématode.*
      2. Pas de suc cancéreux au râclage — Noyaux durs et blancs . *Gomme syphilitique*

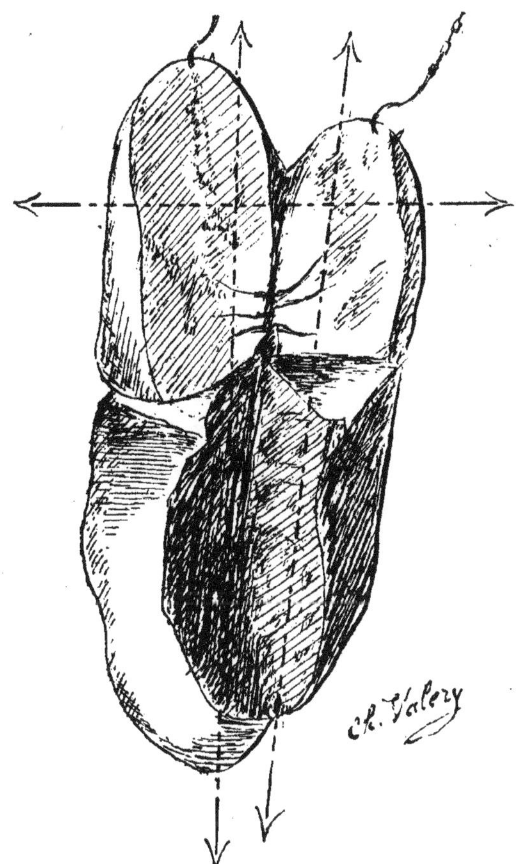

Fig. 6. — Tracé des coupes du poumon (schéma, d'après Letulle).

V
INTERPRÉTATION
(*Suite*)

2° Lésions cavitaires

1. Cavités remplies d'un liquide séreux, limpide, avec hydatides. *Kyste hydatique.*
2. Cavités remplies de pus
   1. Enkysté . . . . *Abcès.*
   2. Non enkysté. — Le parenchyme est scléreux
      1. Sans tubercules . . . . *Dilatation bronchique.*
      2. Avec tubercules. *Caverne tuberculeuse.*

VI
DOCIMASIE PULMONAIRE

Plonger tout ou partie du parenchyme dans l'eau.

1° Le parenchyme tombe au fond
1. Tissu pulmonaire friable (*hépatisé*)
   1. Rouge
      1. Distribution lobaire . . . . *Pneumonie.*
      2. Distribution lobulaire . . . *Broncho-pneumonie.*
   2. Gris avec points purulents . . . . *Pneumonie suppurée.*
   3. Blanc . . . . *Pneumonie caséeuse.*
   4. Noir . . . . *Infarctus.*
   5. Verdâtre, odeur infecte. . . . . *Gangrène pulmonaire.*
2. Tissu résistant (*scléreux*)
   1. Coloration gris-verdâtre uniforme . . . *Sclérose.*
   2. Exagération des stries lobulaires. . . . . . *Anthracose, etc.*

**VI
DOCIMASIE
PULMONAIRE**
(Suite)

2º Le parenchyme flotte — Poumons énormes, grisâtres, vésicules pleines d'air bosselant la surface. . *Emphysème.*

3º Le parenchyme nage entre deux eaux. On le comprime entre les deux mains :

1. Il ne s'écoule pas de liquide (poumon affaissé) :
- 1. Pâle. . . . . . . *Collapsus pulmonaire.* (pleurésies).
- 2. Congestionné. *Atélectasie*

2. Il s'écoule du liquide (poumon gonflé) :
- 1. Jaunâtre ou rosé *Œdème pulmonaire.*
- 2. Rouge . . . . *Congestion pulmonaire.*

VII. — EXAMEN DES ORGANES CERVICAUX

I. — LARYNX, PHARYNX, AMYGDALES, LANGUE

I. MANUEL OPÉRATOIRE

1. Introduire le doigt dans la cavité buccale, pour sentir les corps étrangers, s'il y en a.
2. Libérer le larynx et le pharynx des parties environnantes.
3. Sectionner les piliers et enlever les organes.
4. Examiner le thymus, s'il existe.
5. Faire une coupe longitudinale de chaque lobe du corps thyroïde
   1. Hypertrophie.
   2. Atrophie.
   3. Dégénérescences.
   4. Tumeurs.
6. Examiner la langue, les amygdales, le voile du palais.
7. Ouvrir le larynx par la face postérieure et l'examiner.

II. REMARQUES

1. Ne pas oublier d'inspecter le paquet vasculo-nerveux et les ganglions.
2. La *coupe du pharynx* ne se fait généralement pas dans les autopsies courantes.

II. — ŒSOPHAGE

L'œsophage, malgré son trajet cervico-thoracique, doit être enlevé avec l'estomac, le duodénum et le pancréas. (Voy. p. 33).

VIII. — EXAMEN DES ORGANES ABDOMINAUX HORS DU CADAVRE

I. — ESTOMAC, DUODÉNUM, PANCRÉAS

EXTRACTION

1. Placer
   1. Une ligature sur la portion initiale de l'œsophage et sectionner au-dessus.
   2. Deux ligatures rapprochées sur la portion initiale du jéjunum et sectionner entre les deux ligatures.

2. Couper d'avant en arrière le diaphragme, en traversant le centre phrénique jusqu'à l'orifice de l'œsophage.

3. Dégager prudemment le cardia de l'orifice diaphragmatique et disséquer l'œsophage en arrière, le long du médiastin.

4. Sectionner l'épiploon gastro-hépatique, s'il est sain.

5. Dégager les deux dernières portions du duodénum et conserver aux autres portions leurs rapports avec le pancréas. Disséquer la glande.

6. Extraire la masse ainsi libérée et l'étaler sur la table.

II. COUPE
(Letulle)
(V. fig. 7.)

> Engager les mors de l'entérotome sur la paroi postérieure de l'œsophage. Au niveau de la grande courbure de l'estomac, la ligne de section (v. la figure 7) passe sur la face antérieure et suit le bord gauche, puis elle traverse obliquement la paroi antérieure de l'antre pylorique et côtoie le bord convexe du duodénum jusqu'à son extrémité.
>
> (Ne pas faire cette coupe avant d'avoir examiné le contenu de l'estomac).

III. EXAMEN DE L'ŒSOPHAGE

1. Inflammations
   - 1. Catarrhale (ingestion de substances. trop chaudes ou trop froides).
   - 2. Phlegmoneuse.
2. Propagation du muguet, de la diphtérie, des exanthèmes fébriles.
3. Ulcérations
   - 1. Par les caustiques ⎫
   - 2. Ulcère simple ⎬ Pouvant être la cause de rétrécissements.
   - 3. Syphilis tertiaire ⎭
4. Tumeurs — Carcinome surtout.

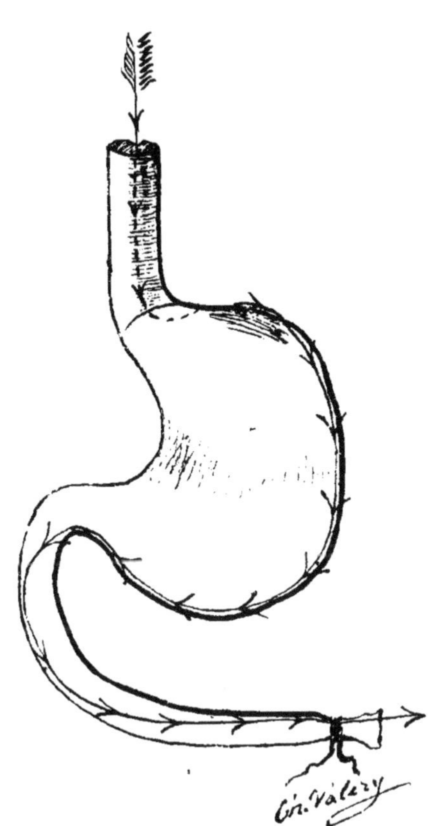

Fig. 7. — Ouverture de l'œsophage, de l'estomac et du duodénum
(d'après Letulle).

IV. EXAMEN DE L'ESTOMAC

1. Ne pas frotter brutalement la muqueuse et la débarrasser de ses mucosités en laissant tomber sur elle un mince filet d'eau.

2. Notions relatives à l'estomac normal

1. La muqueuse normale est de couleur gris cendré, avec quelques légères pigmentations dans la région de l'antre pylorique.

Souple, mobile, de consistance modérément ferme. Reflets veloutés

Sillonnée de plis légers et peu nombreux, suivant assez régulièrement des lignes parallèles à l'axe de l'organe.

2. Les veinules sous-muqueuses et sous-séreuses sont bien appréciables.

3. Le cardia est

1. Très souple, très lâche.
2. Bordé par une couche épithéliale pavimenteuse dentelée.
3. Plié finement dans le sens vertical.

4. Le sphincter pylorique

1. Forme dans la cavité du tube digestif un relief de consistance bien ferme.
2. Sa muqueuse tombe brusquement du côté du duodénum.

3. Altérations cadavériques de l'estomac

1. La nécrose de putréfaction donne à la muqueuse une couleur allant du vert pois au noir d'ivoire, en passant par le rouge sombre.
2. La consistance de la paroi peut être diminuée jusqu'à la digestion presque complète.

IV. EXAMEN DE L'ESTOMAC *(Suite)*

4. Altérations pathologiques.

1. Inflammations

1. Plis exagérés, muqueuse épaissie . . . *Gastrite catarrhale.*

2. Pus en un point de la muqueuse . . . . . *Gastrite phlegmoneuse.*

3. Hypertrophie d'une portion de la musculeuse. . . . . . . *Gastrite sous-muqueuse hypertrophique.*

2. Ulcérations

1. Une seule érosion superficielle. . . . . . *Exulceratio simplex.*

2. Plusieurs érosions punctiformes. . . . . *Erosions hémorragiques, au cours des fièvres infectieuses ou typhoïdes.*

3. Ulcère rond, profond, à bords taillés à pic. *Ulcère simple.*

4. Plusieurs érosions de toutes formes. . . . . *Gastrites toxiques.*

3. Tumeurs

1. Nombreuses végétations papillomateuses. *Polyadénome gastrique.*

2. Tumeur molle, ridée, pédiculée. . . . . . . *Lipome.*

3. Végétations en choux-fleurs sur fond induré, ulcérées. . . . *Epithélioma.*

V. EXAMEN DU DUODÉNUM — Ulcérations :

1. A bords taillés à pic, unique ou en très petit nombre (2 ou 3) . *Ulcère simple.*
2. A bords non taillés à pic, multiples. . . . *Ulcérations consécutives aux brûlures de la peau.*

Pratiquer une coupe longitudinale ouvrant le canal de Wirsung et allant de la tête à la queue.

VI. EXAMEN DU PANCRÉAS

1. Tissu conjonctif hyperémié — Avec dégénérescence granulo-graisseuse des cellules . . . . *Inflammation parenchymateuse (dothiénentérie).*

2. Petits points suppurants
   1. Diffus
   2. Enkystés (abcès métastatiques. } *Inflamm. suppurative*

3. Pancréas atrophié — Dur, gris, scléreux } *Inflamm. interstitielle (diabète pancréatique).*

4. Tumeurs
   1. *Tubercules carcinomateux*
      1. Occupant la queue . . . . *Cancers secondaires.*
      2. Occupant la tête et obstruant simultanément les canaux de Wirsung et le cholédoque. *Cancers primitifs.*
   2. *Kystes*, par oblitération de la lumière des conduits excréteurs.

II. — CANAL CHOLÉDOQUE, CANAL CYSTIQUE ET VEINE PORTE

Les orifices de ces vaisseaux sont plus ou moins béants sur la coupe du ligament hépato-duodénal.

1º Canal cholédoque et Canal cystique
1. Presser sur le trajet du canal cholédoque.
2. Presser sur la vésicule biliaire.
3. Les deux canaux doivent être perméables.
4. Recueillir et examiner les matières expulsées par pression.

2º Veine porte
1. Ouvrir la veine, suivant son grand axe.
2. Noter
  1. Périphlébite.
  2. Thrombose.
  3. Pyléphlébite.
  4. Altérations des ganglions satellites.

III. — FOIE ET VÉSICULE BILIAIRE

I. EXTRACTION DU FOIE

1. Sectionner le ligament suspenseur.
2. Attirer le lobe gauche vers la droite.
3. Sectionner le ligament triangulaire du même côté, ainsi que la partie correspondante du ligament coronaire.
4. Laisser retomber le lobe gauche, saisir le lobe droit et le renverser en haut et à gauche, en procédant de la même façon.
5. La manœuvre est rendue plus difficile à droite, par le fait de l'écartement plus considérable des deux feuillets du ligament coronaire.
6. Couper la veine cave inférieure au-dessus et au-dessous du foie, en conservant avec le foie le segment de la veine qui est engagé dans son bord postérieur.

II. EXAMEN EXTERNE

1° De la vésicule biliaire.
Noter :
1. Adhérences.
2. Péricystite.
3. Consistance.
4. Dimensions.
5. Coloration.

2° Du foie.
Noter :

1. Particularités de sa surface externe.
 1. Adhérences.
 2. Cicatrices.
 3. Fausses membranes.
 4. Epaississem. de la capsule.

2. Forme.

3. Couleur
 Normalement le foie est rouge brun.

4. Consistance
 Tissu normal assez ferme mai friable.

5. Poids normal = 1450 gr. à 1500 gr.

6. Dimensions normales =
 1. Diamètre antéro-postérieur
  1. A droite 20 à 22 cm.
  2. A gauche 15 à 16 cm.
 2. Diamètre vertical : 6 cm.
 3. Diamètre transversal : 28 cm.

**III.
ENLÈVEMENT
ET EXAMEN
DE LA
VÉSICULE**

1. Séparer le pédicule, avec le couteau, de ses attaches hépatiques jusqu'au niveau du col de la vésicule.

2. La vésicule, n'étant unie au foie que par un tissu conjonctif lâche, est extraite par une simple traction.

3. Ouvrir la vésicule par un trait de couteau donné sur une de ses faces.

4. Examiner le liquide au point de vue de :
   1. La coloration.
   2. La consistance.
   3. La nature.
   4. La quantité (pratiquer la coupe au-dessus d'un verre).

5. Retourner la vésicule en doigt de gant, pour examiner sa muqueuse. Noter :
   1. Hyperémie.
   2. Epaississements.
   3. Ulcérations.
   4. Œdèmes.
   5. Tumeurs.
   6. Protozoaires.
   7. Calculs, etc.

1. Section verticale et profonde de la face convexe à la face concave et comprenant les deux lobes.
2. On pourra faire autant de coupes qu'il sera nécessaire pour étudier les caractères du tissu hépatique.

IV. COUPES ET EXAMEN DU FOIE

- **3. Gros foie**
  - **1. Mou**
    - **1. Couleur rouge; foie gorgé de sang**
      - 1. Uniformément . . . *Congestion aiguë.*
      - 2. Avec prédominance en certains points (foie muscade) . *Foie cardiaque.*
    - **2. Collections purulentes**
      - 1. Volume d'une tête d'épingle. . *Abcès miliaires.*
      - 2. Volume d'une noisette *Abcès aréolaires.*
      - 3. Volume d'une tête de fœtus. . *Grands abcès.*
  - **2. Ferme**
    - 3. Couleur blanc jaunâtre; organe onctueux, tachant le papier comme l'huile . . . . . . *Foie gras.*
    - Comprenant des zones un peu vitreuses, dont la coupe se colore en brun acajou par l'iode . . . . *Foie amyloïde.*

IV. COUPES ET EXAMEN DU FOIE (*Suite*)

3. Gros foie (*Suite*)

3. Dur, scléreux, criant sous le scalpel

1. Couleur jaune roussâtre . . . . *Cirrhose hypertrophique graisseuse (chez les tuberculeux).*

2. Couleur verdâtre. *Cirrhose hypertrophique biliaire de Hanot.*

3. Couleur bronzée. *Cirrhose bronzée des diabétiques.*

4. Petit foie

1. Mou

Capsule trop large. — Coupe gris verdâtre. . . . . *Atrophie jaune, au cours de l'ictère grave primitif.*

2. Scléreux

1. Atrophie uniforme, avec couleur violacée. . . . *Cirrhose cardiaque.*

2. Surface hépatique bosselée, avec des granulations rousses (foie clouté) . . . . . *Cirrhose atrophique de Laënnec.*

IV. COUPES ET EXAMEN DU FOIE (*Suite*)	5. **Tumeurs**	1. Massives	1. Intra-hépatiques et envahissant presque tout l'organe	*Cancer primitif ou en amande.*
			2. Extra-hépatiques, fluctuantes et liquides	*Kyste hydatique.*
		2. Nodulaires	1. Jaune d'or . . .	*Adénomes.*
			2. Blanches. . . .	*Cancer nodulaire. Tubercules. Gommes.*

IV. — RATE

I. EXTRACTION
1. Attirer l'organe en dehors, détacher avec précaution les adhérences, s'il y en a, et sectionner aux ciseaux le pédicule vasculaire.
2. S'il y a des rates surnuméraires, les enlever du même coup.

II. PESÉE
Poids normal moyen : 180 à 200 gr.

III. EXAMEN

L'examen doit s'aider de coupes faites en plusieurs sens.

1º **Dimensions normales.**
1. Largeur. . . . 13 à 16 cm.
2. Longueur. . . 8 à 11 cm.
3. Epaisseur. . . 33 à 46 mm.

2º **Dimensions beaucoup inférieures.** . *Atrophie sénile.*

3º **Hypertrophie considérable** (le poids atteint parfois 1000 gr.) s'accompagnant :
1. D'une coloration noir bleuâtre ardoisée, due au dépôt du pigment dans le parenchyme. *Rate des paludéens.*
2. De placards vus en coupe, arrondis, blancs et mous (lymphadénomes). *Leucocythémie.*
3. De lésions gommeuses variables. . . *Rate syphilitique.*

4º **Hypertrophie moyenne.** On trouve à la palpation. 1. Le parenchyme mou, caractère dû :
1. Aux fièvres infectieuses.
2. A la dothiénentérie.
3. A la tuberculose.

III. EXAMEN (*Suite*)

4° Hypertrophie moyenne (*Suite*).

2. Le parenchyme ferme.

1. Avec coloration normale, c.-à-d. rouge sombre, reflets bleuâtres . . . . *Rate au cours de la cirrhose du foie.*

2. Avec coloration violet rouge, analogue à de la betterave cuite . . . . . *Rate au cours des affections cardiaques.*

3. Avec coloration rougeâtre et coexistence de plaques analogues à des coupes de grains de sagou. . . *Dégénérescence amyloïde.*

5° Tumeurs diverses produisant à la surface des déformations ou des bosselures.

1. *Tubercules.*
2. *Carcinomes secondair.*
3. *Lymphomes.*
4. *Phlébolites.*
5. *Infarctus.*

V. — REINS ET CAPSULES SURRÉNALES

1. — REIN GAUCHE ET CAPSULE SURRÉNALE GAUCHE

I. EXTRACTION

1. Relever et rejeter à droite les organes adjacents, y compris les côlons et l'S iliaque, que l'on détache à coups de ciseaux de la paroi abdominale.

2. Noter
   1. Position.
   2. Malformation.
   3. En passant, l'état de l'uretère, vu par transparence et dégagé par quelques coups de scalpel.

3. Couper les insertions costales gauches du diaphragme.

4. Chercher la capsule surrénale (ces capsules n'accompagnent pas le rein dans ses déplacements pathologiques).

5. Incision courbe, parallèle à la face convexe du rein.
   1. Commençant au-dessus du hile.
   2. Comprenant la capsule dans sa concavité.
   3. Finissant au-dessous du hile.

6. Dégager les deux organes de leur couche celluleuse, tenir le rein dans la main gauche, sectionner les vaisseaux à une petite distance du hile et l'uretère un peu plus loin.

<table>
<tr><td rowspan="2">II. EXAMEN DE
LA CAPSULE
SURRÉNALE</td><td>I. Inflam-
mation
chronique.
—Tuber-
cules :</td><td>1. Avec pigmentation de la peau :
        maladie d'Addison.
2. Sans pigmentation de la peau :
        tuberculose surrénale.</td></tr>
<tr><td>II. Noter
encore.</td><td>1. La dégénérescence amyloïde.
2. Les infarctus (Klebs).
3. Les tumeurs : (sarcome, carcinomes
    rares).</td></tr>
</table>

III. EXAMEN EXTÉRIEUR DU REIN ET DU BASSINET

1. Examiner la surface extérieure de la capsule.
2. Noter la forme du bassinet.
3. Inciser la capsule sur le bord convexe du rein.
4. Décortiquer le rein (opération difficile dans la : *néphrite interstitielle*.)
5. Coloration normale : rouge brun, tirant sur le jaune.
6. Noter :

<table>
<tr><td>1. Consistance normale : plus ferme que celle du foie et de la rate.</td><td></td></tr>
<tr><td>2.
Forme</td><td>1. Normale (haricot).
2. Anormale (forme lobulée, etc).</td></tr>
<tr><td>3. Poids normal</td><td>1. R. droit : 90 à 120 gr.
2. R. gauche : un peu plus.</td></tr>
</table>

Le hile reposant sur la paume de la main gauche
et les faces soutenues entre les doigts d'une
part et les éminences palmaires de l'autre,
couper d'un seul trait le rein, parallèlement
à sa surface, de la face convexe au bassinet.
Distinguer :

IV. COUPE DU REIN
Anatomie pathologique (résumée).

1° Les petits reins. Rouge granuleux, indécortiquable, avec petits kystes nombreux . . . . *Néphrite interstitielle.*

2° Les gros reins.

1. Hypertrophie régulière.

1. Rein violacé congestionné . . . . . *Rein cardiaque.*

2. Rein blanc
  - 1. *Néphrite.*
  - 2. *Dégénérescence graisseuse.*

3. Rein lardacé. La coupe se colore en brun par l'iode. . . *Dégénérescence amyloïde.*

2. Hypertrophie irrégulière.

1. Bosselures encombrant tout l'organe; certaines sont ramollies. . . . . . . *Sarcome*

2. Bosselures localisées sur un des pôles du rein, l'inférieur surtout. *Epithélioma.*

3. Kystes.

1. Multiples et gros. *Rein polykystique.*

2. Un seul kyste envahissant tout l'organe. *Hydronéphrose.*

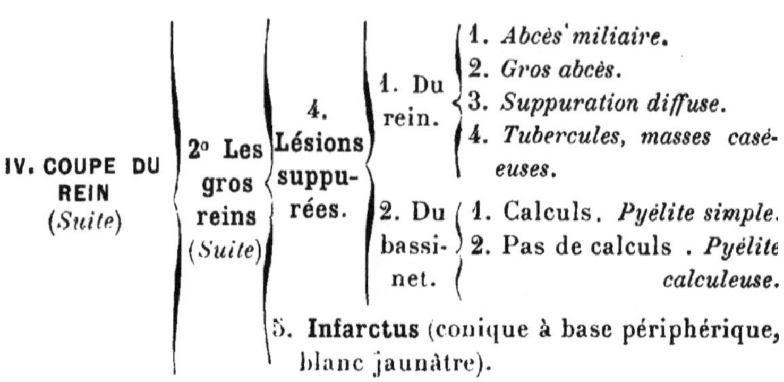

2. — REIN DROIT ET CAPSULE SURRÉNALE DROITE

EXTRACTION
1. Détacher le cæcum et les côlons; les rejeter à gauche.
2. Découvrir et inspecter l'uretère gauche.
3. Couper les insertions costales droites du diaphragme.

N. B. Ne pas considérer comme pathologique la coloration verdâtre que l'on observe au sommet du rein. Elle est due au contact du foie et ne s'observe que sur le cadavre.

VI. — PLEXUS SOLAIRE ET GANGLIONS SEMI-LUNAIRES

Forme.
Volume.
État.
Coloration.
} Des ganglions et du tissu conjonctif qui les entoure.

VII. — REPLIS PÉRITONÉAUX ET INTESTIN

Le duodénum a été enlevé avec l'estomac.

I. MANUEL OPERATOIRE

1. Examiner le mésentère et les mésos, mieux encore que lors de l'inspection de la cavité abdominale (les ganglions mésentériques surtout).

2. Tenir l'extrémité jéjunale de l'intestin dans la main gauche et élever cette main, en même temps qu'on sectionne le mésentère près de son insertion à l'intestin.

3. Faire une double ligature à l'extrémité inférieure de l'S iliaque et sectionner l'intestin entre les deux ligatures.

4. Ouvrir l'intestin avec l'entérotome, en côtoyant sans cesse la face concave ou mésentérique. Ne pas léser la valvule iléocœcale. Ouvrir également l'appendice.

5. Laver la muqueuse avec un mince filet d'eau, (il sera bon d'examiner au préalable la surface de cette muqueuse).

II EXAMEN

1º Inflammations.

1. Congestion et exagération de volume des valvules conniventes. — *Entérite aiguë.*

2. Hypertrophie d'une région circonscrite de la musculeuse. — *Entérite sous-muqueuse hypertrophique.*

2º Lésions ulcéreuses.

1. Les lésions tuberculeuses sont annulaires.

2. Les lésions typhiques sont nummulaires, saillantes, boutonneuses.

3. Les lésions dysentériques ou hydrargyriques (subaiguës) transforment l'intestin en une véritable dentelle.

4. Les lésions cholériques sont petites, rectales. La muqueuse a une couleur hortensia et est parsemée de grains riziformes.

3º Tumeurs non ulcérées.

Rouges et pédiculées — *Polypes du rectum.*

4º Tumeurs ulcérées.

1. Tumeur localisée, en chou-fleur . . . . *Cancer.*

2. Tumeurs disséminées. Coupe analogue à celle d'un ganglion lymphatique. — *Lymphadénie intestinale.*

II EXAMEN (*Suite*)

5º Occlusion intestinale.

1. Oblitération directe de la lumière par :
  1. *Corps étrangers.*
  2. *Coprolithes* (coupe noirâtre).
  3. *Calculs* (verts onctueux).
  4. *Sels de chaux* (durs, blancs, jaunâtres).

2. Occlusion par brides péritonéales (*tumeurs de voisinage*).

3. Occlusion par torsion de l'intestin (*Volvulus*).

4. Occlusion par enfoncement d'une portion dans la portion sous-jacente. *Invagination.*

5. Occlusion par altération de la paroi. *Rétrécissement. Cancéreux ou non.*

IX. — EXAMEN DES ORGANES DU BASSIN

Cet examen doit être pratiqué superficiellement, lors de l'inspection de la cavité abdominale.

Il faut y revenir maintenant avec plus de détails.

I. EXAMEN IN SITU

1. Désinsérer la vessie de la symphyse pubienne.
2. Incision de sa paroi antérieure suivant le grand axe.
3. Noter.
   1. Quantité et nature du liquide.
   2. Corps étrangers.
   3. État des parois
      1. Hypertrophie.
      2. Diverticules vésicaux.
   4. État de la muqueuse
      1. Œdème, hyperémie.
      2. Inflammation ardoisée chronique.
      3. Pus, pseudo-membranes.
4. Inspecter l'S iliaque et le rectum sur leur face péritonéale, puis les détacher de leurs mésos.
5. Examiner, chez la femme.
   1. La position de l'utérus (normalement en latéro-flexion droite).
   2. Les trompes, les ovaires.
   3. Les ligaments ronds (le droit est normalement plus court).
   4. Les ligaments larges.
   5. Les divers culs-de-sac.

<table>
<tr>
<td rowspan="2">I. EXAMEN
IN SITU
(Suite)</td>
<td>6. Examen
du
testicule.</td>
<td>

1. Le ramener dans le bassin, en agrandissant au préalable le canal inguinal.
2. Le testicule faisant hernie dans le bassin à travers l'orifice interne du canal inguinal, on en incise la vaginale dans le sens du grand axe et on le retourne en doigt de gant, pour l'examiner.
3. Incision longitudinale du testicule, passant par le corps d'Highmore, jusqu'à l'épididyme.
4. Etirer avec les doigts les canalicules séminifères.
5. Disséquer les éléments du cordon.
6. Noter les lésions ou anomalies. S'il n'y a pas de lésions intéressantes (et dans ce cas seulement), refouler les testicules dans les bourses et sectionner les canaux déférents au niveau du bassin.

</td>
</tr>
<tr>
<td>7. Chez
la
femme :</td>
<td>

1. Inciser les ovaires suivant leur grand axe et les examiner (Kystes).
2. Incision transversale du fond du cul-de-sac vésico-utérin et décollement de la vessie de la face antérieure de l'utérus et du vagin.
3. Incision transversale sur le fond de l'utérus. Du milieu de cette incision, part une nouvelle incision longitudinale, divisant la face antérieure de l'utérus et du vagin.
4. Ouvrir les trompes, suivant leur longueur.
5. Faire toutes les coupes accessoires qu'un examen consciencieux nécessiterait.
6. Noter les ulcérations.

</td>
</tr>
</table>

II. **EXTRACTION**	On la fera en bloc, toutes les fois qu'il sera possible. 1. Raser les parois du bassin à grands coups de couteau. 2. Attirer en haut et en arrière le rectum et la vessie et les libérer en avant. Au niveau de la symphyse pubienne, abaisser le manche du couteau en arrière pour couper l'urètre à sa portion bulbaire. 3. Circonscrire l'anus par une incision circulaire ; libérer les viscères en arrière et les enlever. 4. Chez la femme, on circonscrira anus et vulve par une incision circulaire, on libérera les faces antérieure et postérieure des viscères et on enlèvera les organes par le bassin.

III. EXAMEN HORS DU CADAVRE	Noter :	1. Les rétrécissements.	Du rectum et de l'anus.
		2. Les inflammations muqueuses.	
		3. Les tumeurs.	
		4. Les rétrécissements de l'urètre.	
		5. L'état de la prostate constaté par des coupes, etc.	

X. — EXAMEN DE L'ENCÉPHALE

<table>
<tr><td rowspan="2">I.
EXTRACTION</td><td>

1. Inciser les téguments épicrâniens, dont on aura noté les altérations. L'incision doit aller d'une oreille à l'autre, en passant par le vertex.

2. Rabattre
   1. Le lambeau antérieur jusqu'à l'arcade orbitaire.
   2. Le lambeau postérieur jusqu'à la protubérance occipitale externe.

3. Scier ou briser par fracture la calotte crânienne suivant une ligne circulaire (v. fig. 8, *cc*). Engager le crochet du marteau entre les deux lèvres de section de l'os frontal et enlever la calotte crânienne par traction.

4. Si la dure-mère est adhérente aux os du crâne, l'inciser circulairement au niveau même du trait de scie.

Sinon, faire, près de la ligne médiane, de chaque côté de la dure-mère, une incision allant de l'apophyse cristagalli à la tente du cervelet ; du milieu de cette incision, en abaisser deux autres, qui vont rejoindre transversalement le rebord osseux.

5. Désinsérer la faux du cerveau de l'ethmoïde, et la ramener en arrière.

6. La main gauche, placée sous les lobes frontaux, soulève les hémisphères d'avant en arrière, tandis que la main droite coupe vaisseaux et nerfs de la base, le plus loin possible de l'encéphale.

7. Inciser la tente du cervelet, sur le bord supérieur du rocher.

8. Un scalpel, glissé entre le bulbe et la paroi antérieure du canal vertébral, sectionne la moelle le plus bas possible.

</td></tr>
</table>

II. POIDS — Poids moyen de l'encéphale normal : 1500 gr., dont :

- 1150 : cerveau.
- 150 : cervelet.
- 200 : isthme.

III. EXAMEN EXTERNE

1° Etat des méninges cérébrales.

1. Pie-mère et arachnoïde injectées. Exsudat purulent sous-arachnoïdien. Prédominance à la convexité des hémisphères. — *Méningite aiguë simple.*

2. Tubercules : zone d'injection surtout marquée à la base, dans la scissure de Sylvius. — *Méningite tuberculeuse.*

3. Lésions chroniques tributaires :
   1. De *l'encéphalite chronique diffuse.*
   2. De la *syphilis* :
      1. Sclérose.
      2. Gommes.

4. Fausses membranes en feuillets stratifiés, très vascularisées, comblant l'espace entre l'arachnoïde et la dure-mère ; sang extravasé (hématome de la dure-mère). — *Pachyméningite interne.*

5. Lésions traumatiques ou syphilitiques de la face externe de la pie-mère. — *Pachyméningite externe.*

2° Couleur et consistance des hémisphères.

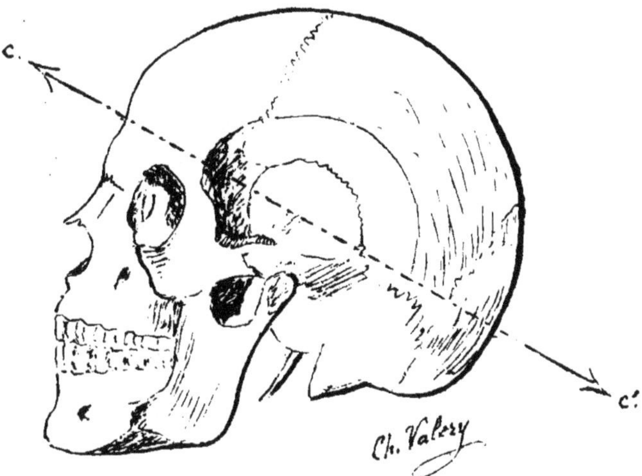

Fig. 8. — Ligne de section circulaire de la calotte crânienne.

IV. COUPES

1° **Bulbe et protubérance.** — Coupes longitudinales et parallèles.

2° **Pédoncules cérébraux.** — Coupes transversales.

3° **Cervelet.** — Coupes rayonnant autour du vermis inférior.

4° **Cerveau.**

1. Détacher la pie-mère des circonvolutions.

2. Coupes horizontales.

  1. *de Brissaud* : de la face interne de chaque hémisphère, en dehors, en inclinant le couteau, pour le faire passer par le noyau caudé et la couche optique.

  2. *de Déjerine* : Le couteau est, en plus, incliné en bas et en dehors vers le tubercule antérieur de la couche optique et l'extrémité antérieure du pli cunéo-lombique.

3. Coupes verticales (Pitres), toutes parallèles au sillon de Rolando. Il y en a 6 appelées : pédiculo-frontale, pré-frontale, frontale, pariétale, pédiculo-pariétale et occipitale (voir fig. 9-10-11-12-13).

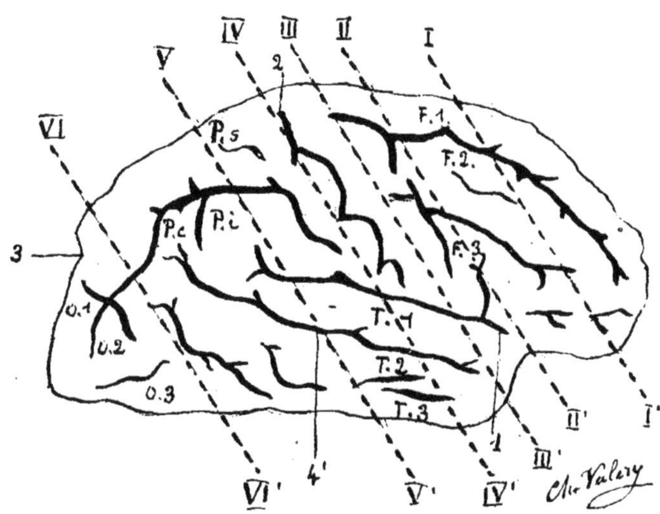

Fig. 9 — Face externe de l'hémisphère cérébral droit.
Tracé des coupes de Pitres (d'après Bard).

1, scissure de Sylvius ;
2, sillon de Rolando ;
3, scissure perpendiculaire ; scissure parallèle.
F1, F2, F3, circonvolutions frontales ;
FA, circonvolution frontale ascendante ;
PA, circonvolution pariétale ascendante ;
P.s, lobule pariétal supérieur ;
P.i, lobule pariétal inférieur :
P.c, circonvolution du pli courbe ;
01, 02, 03, circonvolutions occipitales ;
T1, T2, T3, circonvolutions temporales ;
I, I', coupe préfrontale ;
II, II', coupe pédiculo-frontale.
III, III', coupe frontale ;
IV, IV', coupe pariétale ;
V, V', coupe pédiculo-pariétale ;
VI, VI', coupe occipitale.

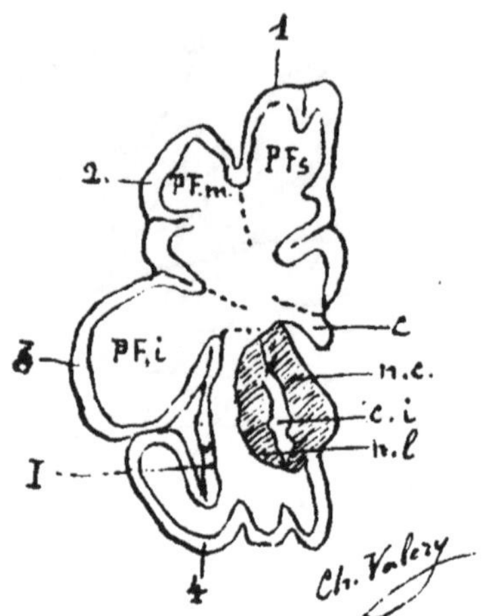

Fig. 10. — Coupe pédiculo-frontale (d'après Pitres).

1, 2, 3, première, deuxième et troisième circonvolutions frontales ;
PFs, PFm, PFi, faisceau pédiculo-frontal supérieur, moyen et inférieur ;
I, lobule de l'insula ;
4, circonvolutions orbitaires ;
c, corps calleux ;
nc, noyau caudé du corps strié ;
nl, noyau lenticulaire du corps strié ;
ci, capsule interne.

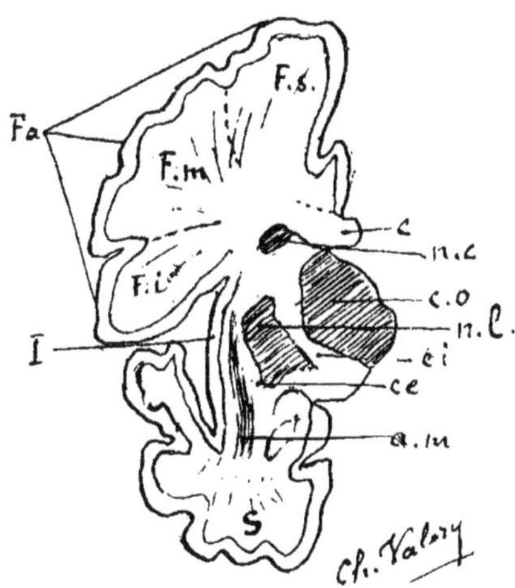

Fig. 11. — Coupe frontale (d'après Pitres).

Fa, circonvolution frontale ascendante ;
S, circonvolutions sphénoïdales.
Fs, Fm, Fi, faisceau frontal supérieur, moyen et inférieur ;
co, couche optique ;
ce, capsule externe ;
am, avant-mur.

(Les autres lettres comme dans la figure précédente).

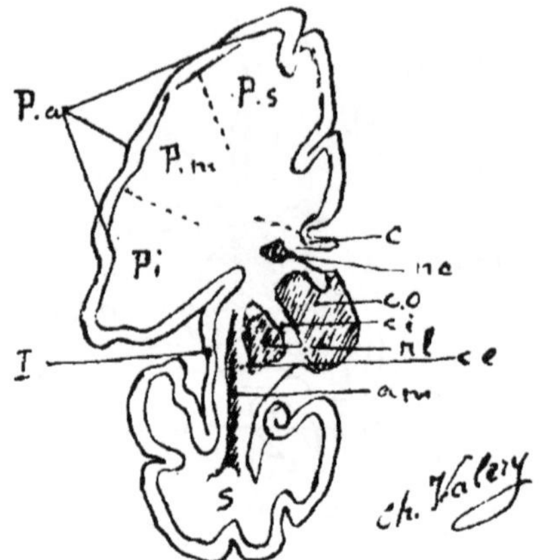

Fig. 12. — Coupe pariétale (d'après Pitres).

Pa. circonvolution pariétale ascendante ;
Ps, Pm, Pi, faisceau pariétal supérieur, moyen et inférieur..

(Les autres lettres comme dans les figures précédentes).

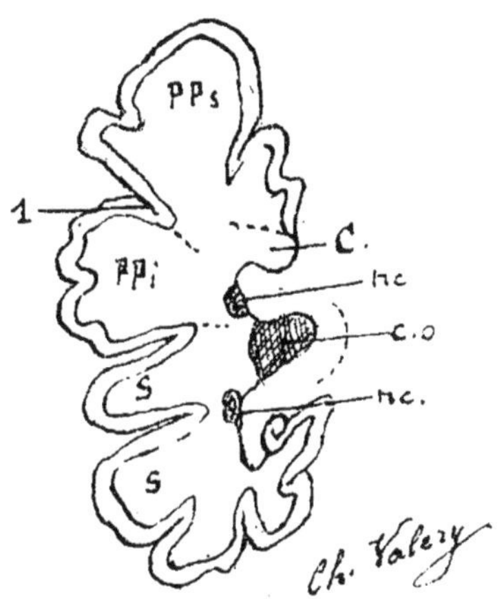

Fig. 13. — Coupe pédiculo-pariétale (Pitres).

1, scissure interpariétale :
PP*s*, faisceau pédiculo-pariétal supérieur ;
PP*i*, faisceau pédiculo-pariétal inférieur.

(Les autres lettres comme dans les figures précédentes).

V. ANATOMIE PATHOLOGIQUE (très résumée)

1º Lésions vasculaires.

1. Petits amas multiples de points rouges, constituant par leur réunion un noyau hémorragique . . . . *Hémorragie capillaire.*

2. Amas plus grands, rayonnant de la couche optique et du corps strié vers les circonvolutions . *Hémorragie en foyer.*

2º Lésions de la substance cérébrale.

1. Circonvolutions rosées et turgescentes. A la coupe, substance cérébrale criblée de points rouges (= section des capillaires = état sablé du cerveau) . . . . *Congestion cérébrale.*

2. Substance cérébrale pâle. *Anémie cérébrale.*

3. Tissu imbibé de sérosité; accumulation de sérosité dans les ventricules : ramollissement du trigone. *Œdème.*

4. Consistance plus molle en certains points, avec affaissement des circonvolutions correspondantes . . . . *Ramollissement.*

V. ANATOMIE PATHOLOGIQUE (très résumée) (*Suite*)

3º Inflammations aiguës du cerveau : elles débutent par un ramollissement qui aboutit :

1. A la formation de petits abcès multiples . . . *Encéphalite suppurée.*

2. A l'*atrophie* avec transformation fibreuse des points atrophiés . . . *Encéphalite infantile.*

4º Infiltration scléreuse chronique.

1. Pas d'altérations concomitantes des méninges . *Sclérose du cerveau.*

2. Méninges épaissies et opaques. L'infiltration coexiste dans la moelle . *Méningo-encéphalite chronique diffuse.*

XI. — EXAMEN DE LA MOELLE

1º Par voie antérieure. ⟩ Opération longue et pénible.

2º Par voie postérieure. ⟨ Il faut, dans ce cas, commencer l'autopsie par l'examen de la moelle.

I. OUVERTURE DU CANAL RACHIDIEN

1. Coucher le cadavre sur sa face antérieure.

2. Mettre ⟨ 1. Un billot sous l'abdomen.
⟨ 2. Un billot sous le cou.

3. Inciser les téguments sur la ligne épineuse, de la protubérance occipitale externe aux dernières vertèbres lombaires.

4. Détacher au couteau les masses musculaires des gouttières vertébrales.

5. Noter en passant :
- 1. Les altérations cutanées. ⟨ 1. Ecchymoses. ⟨ 2. Abcès, etc.
- 2. Les altérations osseuses. ⟨ 1. Fractures. ⟨ 2. Luxations. ⟨ 3. Spina bifida, etc.

6. Sectionner au rachitome et au marteau les lames vertébrales de chaque côté.

Chez le fœtus, de forts ciseaux suffiront à la besogne.

Il faut apporter le plus grand soin à ne léser ni la moelle ni les méninges.

7. Faire sauter les fragments osseux avec le crochet du marteau et mettre à découvert la surface externe de la moelle (face postérieure).

I. OUVERTURE DU CANAL RACHIDIEN (*Suite*)

Dans ce cas il faut :

8. La dure-mère spinale peut être :

1° *Ou détachée du canal vertébral et enlevée avec la moelle.*

1. Sectionner transversalement la queue de cheval.

2. Apprécier la quantité et la nature du liquide qui s'écoule.

3. Attirer en haut l'extrémité sectionnée et sectionner les racines rachidiennes, à mesure qu'elles se présentent. (Noter en passant les altérations des racines).

4. Constater l'état

1. De la dure-mère.
   1. Épaisseur.
   2. Tension.
   3. Coloration.
      1. Sang.
      2. Pus.
      3. Foyers caséeux.

2. De la pie-mère.

3. De la face externe de la moelle.

2° *Ou bien ouverte sur place* (par une incision longitudinale pratiquée sur la face postérieure) *et laissée adhérente au canal.*

9. Examiner le canal vertébral.

II. COUPES

1. Elles seront transversales et en nombre variable, suivant les cas.

2. Examiner sur les coupes

1. La coloration de la substance nerveuse.

2. L'état

1. Des cordons.
2. Des racines.
3. Du canal épendymaire.

III. INTERPRÉTATION

Très complexe, elle exige la connaissance approfondie de la physiologie de la moelle et de son anatomie pathologique.

XII. — TECHNIQUE DES AUTOPSIES EN CLIENTÈLE

RÈGLES GÉNÉRALES

1. Éviter de souiller
   1. La table.
   2. Les objets environnants.
   3. Le cadavre lui-même.
2. Ne jamais parler de *dissection*, *d'autopsie*, mais *d'arrangement du cadavre*, en vue de prévenir une putréfaction trop précoce.
3. Rejeter absolument toutes les manœuvres qui font du bruit (fracture des os au marteau, etc.)
4. Restaurer minutieusement, après l'autopsie, les caractères extérieurs du cadavre.

XIII. — CONSERVATION DES PIÈCES

I. EXAMEN MICROSCOPIQUE

1. *Le plus tôt possible après la mort*, enlever l'organe à examiner et le débiter, s'il y a lieu, en petits cubes réguliers, découpés en plein tissu suspect.
2. Après lavage rapide à l'eau distillée, déposer le fragment au fond d'un flacon à large col, sur une couche d'ouate.
3. Remplir le flacon avec le liquide conservateur approprié. « Le volume du liquide devra être vingt fois plus considérable que celui de la pièce » (Cornil).
4. Fermeture à l'émeri ou métallique.
5. Principaux liquides conservateurs :

Alcool à 90°, d'un usage général.

Acide osmique au centième
   1. Altérations délicates des éléments anatomiques.
   2. Éléments nerveux.

Acide picrique (cartilages).

Liqueur de Müller
Bichromate de Potasse .	20 gr.
Sulfate de soude	10 gr.
Eau distillée	1000 gr.

(peut remplacer l'alcool).

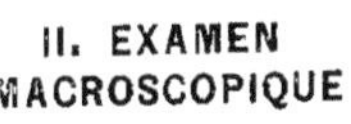

II. EXAMEN MACROSCOPIQUE

1° Cerveau

Le mode courant de durcissement et de conservation est le suivant :

1. Plonger le cerveau dans un bocal un peu étroit pour lui (pour éviter l'affaissement de la substance cérébrale).
2. Remplir le bocal d'une solution de formol à 2 %.
3. Le titre de cette solution sera graduellement porté jusqu'au titre normal (40 %).
4. Le cerveau ainsi traité est généralement assez durci au bout de huit à dix jours.

2° Autres pièces

Nous ne citerons que quelques procédés courants.

1. Avant tout, il faut plonger la pièce au fond d'un baquet rempli d'eau courante et la laisser dégorger pendant quelques heures.

2. Immersion dans :
   1. L'*alcool* à 24^B ou 30^B.
   2. La glycérine phéniquée.
   3. Tout autre liquide préconisé.

3. **Conservation à l'air libre** des pièces humides, préalablement immergées dans la solution suivante (Laskowski) :

Glycérine blonde du commerce à 28° . 1000 gr.
Acide phénique cristallisé . . . . . 50 gr.

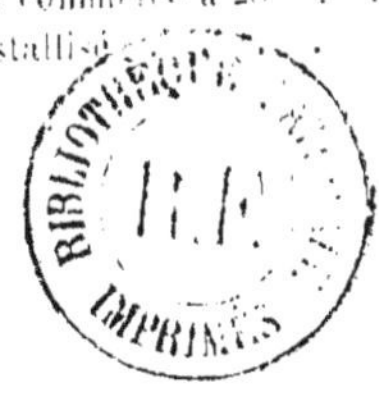

TABLE DES MATIÈRES

DIJON, IMPRIMERIE DARANTIERE

Atlas-Manuel de diagnostic clinique (Technique médicale, indications thérapeu-

tiques) par le Dr C. JAKOB. *Troisième édition française* par les Drs A. LÉTIENNE, ancien interne des hôpitaux de Paris et Ed. CART, lauréat de la Faculté de médecine de Paris. 1901, 1 vol. in-16 de 396 p., avec 68 pl. chromolithogr., comprenan. 182 figures et 86 fig. intercalées dans le texte, relié en maroquin souple, tête dorée. . . . . 15 fr.

L'*Atlas-Manuel de diagnostic clinique* réunit de nombreux documents cliniques épars dans des traités spéciaux.

Une *première partie* est consacrée à l'exposé et à l'iconographie des procédés d'exploration clinique les plus nouveaux ou les plus récemment perfectionnés : la microscopie, les réactions chimiques et colorées, qui donnent si fréquemment des indications précieuses, la projection des organes normaux, la topographie de la per cussion. Elle comprend ensuite les schémas relatifs aux affections pulmonaires cardiaques et abdominales. Cette première partie est accompagnée de 68 planche. originales en couleurs. C'est une série de « leçons de choses » médicales.

La *seconde partie* est divisée en cinq chapitres, dans lesquels l'auteur montre d'abord comment il faut procéder à l'examen des malades, en général, puis de tous les organes, il fait connaître les anomalies que peuvent présenter les échanges nutritifs ; il décrit ensuite les parasites les plus importants.

Les deux derniers chapitres sont un résumé de pathologie et de thérapeutique spéciales. On y remarquera les méthodes diététiques applicables spécialement à chaque maladie.

M. Létienne a eu soin de mettre en relief les travaux de la clinique française et l'enseignement si apprécié des maîtres de notre école.

Atlas-Manuel de Médecine légale, par le professeur von

HOFMANN, directeur de l'Institut de médecine légale de Vienne. *Deuxième édition française*, par le Dr Ch. VIBERT, médecin-expert près les Tribunaux de la Seine. Préface par le professeur P. BROUARDEL, doyen de la Faculté de médecine de Paris. 1900. 1 vol. in-16 de 168 pages avec 56 planches chromolithographiées et 193 figures , relié en maroquin souple, tête dorée. . . . . 18 fr.

Cet *Atlas-Manuel de Médecine légale* se présente sous les auspices des maîtres les plus autorisés de la médecine légale. Les planches ont été dessinées d'après na ure sous les yeux du professeur HOFMANN (de Vienne). Le Dr VIBERT, chef du labo atoire du professeur BROUARDEL, à la Morgue, a enrichi le texte du professeur viennois d'additions prises dans le service de son maître, qui a bien voulu écrire une introduc tion pour cette édition adaptée à la pratique de la médecine légale en France.

Voici un aperçu des principaux sujets traités :

4 planches en couleurs et 78 figures en noir sont consacrées à la *Médecine légale des organes génitaux de l'homme et de la femme* : vices de conformation, hermaphrodisme, anomalies de l'hymen, *Avortement*. Vient ensuite l'*Infanticide* avec 3 planches en couleurs et 7 en noir.

Les *coups et blessures*, comprenant 13 planches en couleurs et 86 en noir ; fractures du crâne et contusions du cerveau, blessures en cas de meurtre ou de suicide, par armes blanches ou armes à feu, brûlures.

La *pendaison*, la *strangulation*, la *submersion*, sont l'objet de 8 planches en couleurs et 13 en noir.

Les *empoisonnements* comprennent 22 planches en couleurs : empoisonnement par la lessive de soude, les acides sulfurique, chlorhydrique, azotique, phénique, le sublimé, le cyanure de potassium, le phosphore, l'arsenic, l'oxyde de carbone, etc.

L'*Atlas* se termine par l'*examen du cadavre* (5 pl. en couleurs et 6 en noir).

Envoi franco contre un mandat-postal

Atlas-Manuel de Chirurgie Opératoire par le professeur O. ZUCKERKANDL.

Deuxième édition française, par A. MOUCHET, ancien interne, lauréat des hôpitaux, aide d'anatomie à la Faculté de médecine de Paris, lauréat de la Société de chirurgie. Préface par le Dr QUÉNU, professeur agrégé à la Faculté de médecine de Paris, chirurgien des hôpitaux. 1900, 1 vol. in-16 de 436 pages, avec 266 figures et 24 planches chromolithographiées, relié en maroquin souple, tête dorée. . . . . 16 fr.

L'auteur s'est appliqué à présenter sous une forme concise les procédés opératoires aujourd'hui généralement adoptés.

Il traite successivement des opérations sur les membres (ligatures, amputations, désarticulations, résections), puis il passe aux opérations sur la tête, le cou, le thorax, le bassin, les voies urinaires, l'anus, le rectum.

C'est un livre d'étudiants, c'est aussi un manuel que les chirurgiens de métier consulteront avec avantage : la simplicité de l'exposition, la clarté du plan, la multiplicité des figures en rendent la lecture facile.

M. MOUCHET a fait des additions de deux sortes : les unes sur des opérations que l'auteur n'avait pas cru devoir décrire, telles que la trépanation de l'apophyse mastoïde, les opérations sur le gloitre exophtalmique, la désarticulation de la hanche par le procédé de Verneuil, les thoracoplasties, la chirurgie pulmonaire, etc., les autres sur les procédés opératoires les plus usités en France.

Les nombreuses additions dont M. MOUCHET a enrichi la seconde édition, plus importante encore que celles de la première, en font un livre nouveau et original. Complet dans sa précision, pratique dans son ordonnance, clair dans ses descriptions, ce volume a sa place toute indiquée dans les bibliothèques des étudiants et des praticiens; et ce qui en augmente encore la valeur, ce sont les 266 figures intercalées dans le texte et les 24 planches chromolithographiées.

Atlas-Manuel des Fractures et Luxations par le professeur HELFERICH.

Deuxième édition française, par le Dr Paul DELBET, chef de clinique chirurgicale à la Faculté de médecine de Paris. 1901, 1 vol. in-16 de 448 pages, avec 137 figures et 68 planches chromolithographiées, relié en maroquin souple, tête dorée. . 20 fr.

L'*Atlas-Manuel* de HELFERICH comprend une série de planches dessinées d'après nature sur des pièces d'autopsie ou des pièces expérimentales : elles font ressortir aux yeux la disposition du trait de fracture, le déplacement des fragments, l'attitude des membres, la situation occupée par la surface articulaire déplacée. Il est facile d'en déduire les symptômes et le traitement.

Négligée au moment où les progrès de l'antisepsie ouvraient aux opérateurs le champ nouveau de la chirurgie abdominale, l'étude des fractures et des luxations est aujourd'hui reprise, et s'engage dans une voie nouvelle, car, là aussi, l'antisepsie permet d'intervenir heureusement, réduisant à ciel ouvert, réséquant les extrémités articulaires, suturant les parties fracturées.

Atlas-Manuel des Maladies du Larynx par le Dr GRUNWALD. *Edition française,*

par le Dr A. CASTEX, chargé du cours de laryngologie à la Faculté de médecine de Paris et P. COLLINET, ancien interne des hôpitaux de Paris. 1899, 1 vol. in-16 de 244 pages, avec 48 figures et 44 planches chromolithographiées comprenant 107 figures, relié en maroquin souple, tête dorée. . . . . 14 fr.

L'Atlas-Manuel des maladies du larynx est divisé en deux parties.

La première partie est un résumé de laryngologie, clair et méthodique. L'ouvrage débute par l'anatomie et la physiologie. Viennent ensuite les méthodes d'examen : laryngoscopie indirecte avec le miroir, laryngoscopie directe, inspection, palpation, auscultation, stroboscopie, éclairage par transparence, examen radiographique. Le dernier chapitre est consacré aux causes et au traitement.

La deuxième partie traite de la pathologie et de la thérapeutique.

I. Inflammations aiguës. — II. Inflammations chroniques. — III. Tumeurs. — IV. Troubles de la motilité. — V. Troubles de la sensibilité. — VI. Troubles de la circulation. — VII. Solutions de continuité. — VIII. Corps étrangers. — IX. Malformations.

Cet Atlas-Manuel sera un guide précieux pour le médecin praticien.

M. Castex, chargé du cours de laryngologie à la Faculté de médecine, a une compétence indiscutée sur les maladies du larynx.

Atlas-Manuel du Système Nerveux à l'état normal et à l'état pathologique par C. JAKOB. *Deuxième édition française* par le Dr RÉMOND, professeur

de clinique des maladies mentales à la Faculté de médecine de Toulouse et CLAVELIER, ex-chef de clinique ophtalmologique à la Faculté de Toulouse. 1900, 1 vol. in-16 de 364 pages, avec figures et 84 planches chromolithographiées comprenant 220 figures, relié en maroquin souple, tête dorée. . . . . 20 fr.

Le praticien que ses études n'ont pas familiarisé avec le mouvement neurologique contemporain, ne saurait trouver de meilleur guide que l'*Atlas-Manuel du système nerveux* de JAKOB et RÉMOND. L'absence de schématisation dans les planches, le soin avec lequel celles-ci sont expliquées, le résumé d'anatomie, de physiologie et de pathologie qui les accompagne et leur sert de commentaire, tous ces éléments constituent un ensemble éminemment pratique. La deuxième édition a été améliorée par la place plus grande accordée aux travaux français.

La partie iconographique, composée de 84 planches coloriées comprenant 220 figures *entièrement refaites à nouveau* pour cette 2e édition, est précédée d'un Précis de neurologie, où M. le Dr RÉMOND expose la morphologie, le développement et la structure, la pathologie et la thérapeutique générale et spéciales du système nerveux.

Atlas-Manuel de Chirurgie orthopédique par les Drs LÜNING et SCHULTHESS. Edition française par P. VILLEMIN, chirurgien des hôpitaux

de Paris. 1901, 1 vol. in-16 de 500 pages avec 304 figures et 16 pl. chromolith., relié en maroquin souple, tête dorée. 20 fr.

Atlas-Manuel de Gynécologie par le Dr A. SCHAEFFER. *Edition française* par le Dr BOUGLÉ, chirurgien des hôpitaux de Paris, 1 vol. in-16 de 350 pages,

avec 90 planches chromolithographiées, relié en maroquin souple.

Envoi franco contre un mandat postal

Atlas-Manuel des Bandages, Pansements et Appareils,

par le professeur A. HOFFA. *Edition française* par Paul HALLO-
PEAU, interne des Hôpitaux de Paris. Préface de M. le professeur
Paul BERGER, professeur à la Faculté de Médecine de Paris. 1900,
1 vol. in-16 de 160 pages avec 128 planches tirées en couleur,
relié en maroquin souple, tête dorée. . . . . 14 fr.

Un manuel de petite chirurgie contenant la description sommaire des pièces
servant aux bandages, aux pansements, aux appareils élémentaires quotidienne-
ment employés dans les services de chirurgie, — et la manière de s'en servir, c'est-
à-dire d'appliquer ces bandages et ces pansements en une région quelconque, et
de procéder à la pose de ces appareils, suivant des règles — tel est le premier
livre, tel doit être le *vade mecum* et le guide du commençant, qui va pour la
première fois franchir le seuil d'une salle d'hôpital.

Aussi ne saurait-on trop engager ceux qui débutent dans les études médicales,
à prendre, dès l'abord, le contact du malade et à s'exercer auprès de son lit, en
s'essayant aux pansements, à acquérir la légèreté, la sûreté, l'habileté de main
que seuls possèdent ceux qui ont passé des mois, des années, dans le maniement
de ces objets vulgaires avec lesquels un chirurgien doit tout savoir faire.

Pour aborder ces exercices, il faut un éducateur et un guide : l'*Atlas-Manuel
des Bandages* de M. HOFFA est précisément fait pour initier les commençants à ce
genre d'étude, en leur faisant voir, grâce aux figures nombreuses et claires qui en
émaillent le texte, les objets qu'ils auront à leur disposition pour répondre aux
indications les plus variées et en leur en montrant le mode d'utilisation.

Atlas-Manuel d'Obstétrique clinique et thérapeutique par le

Dr A. SCHAEFFER. *Edition fran-
çaise*, par le Dr POTOCKI, professeur agrégé à la Faculté de
médecine, accoucheur des hôpitaux de Paris. Préface par A. PI-
NARD, professeur de clinique obstétricale à la Faculté de médecine
de Paris. 1901. 1 vol. in-16 de 472 p. avec 73 pl. dont 55 col.
et 18 figures, relié en maroquin souple, tête dorée . . 20 fr.

Un *Atlas d'obstétrique* de format portatif et d'un prix abordable manquait aux
besoins de l'étudiant et du praticien : celui de M. le professeur SCHAEFFER est un
excellent résumé de l'enseignement classique de l'obstétrique. M. POTOCKI a
ajouté à l'édition originale de nombreuses additions, qui sont souvent de véri-
tables chapitres. On a ainsi l'exposé des idées des auteurs classiques français et
étrangers. La comparaison des méthodes pouvant devenir la cause d'améliorations
profitables aux femmes et aux enfants; ajouter à la science française celle des
autres pays, ce n'est pas seulement savoir *davantage*, c'est savoir *mieux*.

Voici un aperçu des matières traitées dans l'*Atlas-Manuel d'obstétrique* :
Physiologie de la grossesse. — Examen de la femme enceinte et diagnostic de la
grossesse. — Anatomie, développement et examen clinique du bassin. — Accouchement physiologique. — Suites de couches. — Soins à donner aux nouveau-nés.
— Pathologie de la grossesse. Avortement et accouchement prématuré. Bassins
viciés. — Pathologie de l'accouchement. — Pathologie des suites de couches.—Fiè-
vre puerpérale. — Maladies des glandes mammaires.

Envoi franco contre un mandat postal